Sitzungsberichte
der Akademie der Wissenschaften
der DDR
Mathematik – Naturwissenschaften – Technik

6N
1979

Günter Pasternak

Immunsystem und Krebserkrankung

AKADEMIE-VERLAG · BERLIN

Sitzungsberichte
der Akademie der Wissenschaften
der DDR
Mathematik — Naturwissenschaften — Technik

Jahrgang 1979 · Nr. 6/N

Günter Pasternak

Das Immunsystem des Organismus und seine Rolle bei der Krebserkrankung

AKADEMIE-VERLAG · BERLIN
1979

Vortrag von Günter Pasternak,
Korrespondierendes Mitglied der
Akademie der Wissenschaften der DDR
in der wissenschaftlichen Sitzung
des Plenums der Akademie
am 14. September 1978

Herausgegeben im Auftrage
des Präsidenten der Akademie
der Wissenschaften der DDR
von Vizepräsident Prof. Dr. Heinrich Scheel

Erschienen im Akademie-Verlag, 108 Berlin, Leipziger Str. 3—4

Lizenznummer: 202 · 100/188/79
Gesamtherstellung: VEB Druckhaus Köthen
Bestellnummer: 762 752 1 (2010/79/6/N) · LSV 2025
Printed in GDR
DDR 3,— M

Unbehandelte Infektionskrankheiten enden für das Individuum letal oder, was die Norm ist, mit kompletter Wiederherstellung der Gesundheit. Die natürliche Überwindung der Infektion hinterläßt meist lebenslange Immunität gegenüber dem gleichen Erreger, jedoch nicht gegen andere. Diese Erkenntnis ist seit Hunderten von Jahren Bestandteil des medizinischen Allgemeinwissens der Menschheit. Sie wurde erstmals von JENNER 1798 bei der Bekämpfung der Pockenerkrankung gezielt zur Prophylaxe genutzt. Ich unterstreiche diesen Hinweis, weil ich mich am Schluß noch einmal darauf beziehen werde.

JENNER löste artifiziell eine leichte Infektion des Menschen mit einem Extrakt aus Kuhpocken aus, die dauerhaft Immunität gegen Humanpocken hinterließ. Dem Versuch lag die Beobachtung zugrunde, daß Melkerinnen, die sich an Kuhpocken infiziert hatten, niemals an Humanpocken erkrankten. JENNER hat damit die erste artifizielle Immunisierung durchgeführt und die Grundlage für eine umfassende praktische Nutzung geschaffen. Der Mechanismus der Immunitätserzeugung war zu dieser Zeit unbekannt.

Erst in der ersten Hälfte unseres Jahrhunderts wurden die Grundlagen zur Analyse der zellulären und molekularen Vorgänge der Immunität geschaffen. Es konnte gezeigt werden, daß die Immunität gewöhnlich mit dem Auftreten von Eiweißmolekülen im Blut verbunden ist, die Antikörper genannt werden, da sie mit den Stoffen bzw. Molekülen spezifisch reagieren, welche ihre Bildung auslösen. Diese molekularen Strukturen, die die massenhafte Bildung von Antikörpern induzieren, werden Antigene genannt. Sie reagieren in vivo und in vitro mit den Antikörpern in einer Antigen—Antikörper-Reaktion. Die Reaktion ist spezifisch, d. h. zu jedem Antikörper paßt nur ein bestimmtes Antigen und umgekehrt.

In einem Lehrbuch der Immunologie aus dem Jahre 1956 [1] heißt es noch: „Der genaue Ort der Antikörperbildung ist bisher unbekannt, obwohl viel Arbeit zu seiner Entdeckung aufgewendet worden ist". Als Antikörperbildungsort wurden retikuloendotheliale Zellen und Lymphozyten vermutet.

Im selben Buch werden auf drei von 750 Seiten zur Krebs- oder Tumorimmunität sinngemäß folgende Gedanken geäußert: „Die Herstellung von Antisera (Antikörper-enthaltende Sera) gegen Organe bringt einen alten Traum der Immunologen in Erinnerung, nämlich den zur Produktion eines Serums, das spezifisch mit

Krebszellen reagiert und sie zerstört. Wenn derartige Antikörper existieren sollten, dürften sie von großem Wert bei der Frühdiagnose des Krebses sein.“ Es werden dann die damals favorisierten Theorien der Krebsentstehung, die Mutations- und Virustheorie, erläutert und die Folgerung abgeleitet, daß allein im Falle der viralen Ätiologie immunologische Faktoren bedeutsam sein dürften, die Karzinogenese durch Mutation jedoch nur einen geringen antigenen Stimulus bedingen würde.

Immunisierungen von Krebspatienten mit Krebsgeweben und -extrakten sind seit Beginn dieses Jahrhunderts in zahlreichen Kliniken erprobt worden. Die Ergebnisse stimmten wenig hoffnungsvoll; das Wachstum der Tumoren konnte durch Applikation sogenannter Krebsvakzinen, die aus Tumorgewebe hergestellt waren, nicht oder nur unwesentlich beeinflußt werden.

Da vor allem fortgeschrittene Tumoren einer derartigen Therapie unterzogen wurden, an denen nachweisbar immunologische Effekte kaum zu erwarten waren, ließ sich nicht entscheiden, ob der Organismus überhaupt in der Lage ist, einen immunologischen Abwehrmechanismus gegen Krebs in Gang zu bringen. Die Vorstellung, daß Injektionen von antikörper-enthaltenden Immunsera, die in Versuchstieren durch Verabfolgung von Krebszellen erzeugt waren, zur Hemmung des Tumorwachstums führen müßten, wurde zunächst aufgegeben. Überempfindlichkeitsreaktionen gegen injiziertes Fremdserum sowie unerwünschte Nebenwirkungen durch Reaktionen von Antikörpern gegen Normalgewebe limitierten die Anwendung.

Zum Zeitpunkt dieses Erkenntnisstandes (etwa 1957) begann mein Engagement für die Immunologie. Literaturkenntnis und Erfahrung der Mitarbeiter des Bereiches Experimentelle Krebsforschung des ZI für Krebsforschung (ZIK) in Berlin-Buch und insbesondere das umfangreiche naturwissenschaftlich-medizinische Wissen sowie das sichere Gefühl für wissenschaftlichen Trend bei meinem verehrten Lehrer Professor Graffi waren Grundlage der für mich formulierten Aufgabe: Nachweis spezifischer immunologischer Reaktionen gegen Krebs im Experiment.

Zum eingeschlagenen Lösungsweg spielte auch der Zufall eine Rolle, der mich eine Arbeit von E. J. Foley [2] finden ließ, in der über die Erzeugung von Immunität gegen chemisch induzierte, transplantable Tumoren auf Inzuchtmäusen berichtet wurde. Damals war noch nicht abzusehen, daß diese Arbeit und eine ähnliche, allerdings erst viel später wiederentdeckte Arbeit von L. Gross [3] aus dem Jahre 1943, die Tumorimmunologie, so wurde das Gebiet genannt, revolutionieren sollte.

Was waren die Spezifika dieser Arbeiten? Wird Krebsgewebe von einem Individuum auf ein anderes transplantiert, so kommt es gewöhnlich nicht zum Anwachsen des Transplantates. Gelegentlich wächst das Transplantat temporär, es wird aber dann abgestoßen. Die Situation ist der klinischen Nierentransplantation ähnlich. Hier kann das Transplantat nur durch medikamentöse Unterdrückung der Immunabwehr des Rezipienten vor der Abstoßung bewahrt werden. Ursache der Abstoßung ist die immunologische Reaktion des Empfängers gegen Fremdantigene des Spenderindividuums. Zum permanenten Überleben eines Transplantates kommt es nur dann, wenn Spender und Empfänger genetisch identisch sind, d. h., wenn ihre Gewebsantigene komplett übereinstimmen und sie nicht vom Rezipienten als fremd erkannt werden. Dies gilt für Normal- und Krebsgewebe. Wird Krebsgewebe einem genetisch identischen Individuum, z. B. einem eineiigen Zwilling, übertragen, so wächst es progressiv und tötet schließlich den Rezipienten.

Für Mensch und Maus, für alle Wirbeltierspezies, gelten dieselben Transplantationsregeln. Die Natur liefert Beispiele für die Richtigkeit dieser Gesetzmäßigkeit.

Embryonale Tumoren, die bei einem eineiigen Zwilling entstehen, können zu progressiv wachsenden Tochtergeschwülsten beim genetisch identischen Partner führen, wenn abgelöste Krebszellen über den gemeinsamen Blutkreislauf zum Partner gelangen.

Im Tierexperiment gelingt die Übertragung von Krebsgewebe ohne Schwierigkeiten auf Individuen, die genetisch identisch sind, d. h. eineiigen Zwillingen entsprechen. Bruder × Schwester-Kreuzungen bei Versuchsmäusen über viele Generationen führte zur Entwicklung von Mausstämmen, in denen die Individuen genotypisch identisch sind. E. J. Foley und L. Gross nutzten diese Tatsache in ihren Immunisierungsversuchen. Sie gingen davon aus, daß die Immunisierung genotypisch identischer Rezipienten gegen Krebsgewebe nur dann möglich sein dürfte, wenn Krebs Antigene enthält, die für den Tumor spezifisch sind. Der genotypisch identische Rezipient besitzt alle Gewebemerkmale, die auch der Tumorspender besitzt, mit Ausnahme des Tumorantigens. Tatsächlich wuchsen transplantierte Tumorzellen in den mit Krebsgewebe immunisierten Rezipienten nicht zum Tumor aus, während die Kontrollmäuse an den transplantierten Tumoren starben. Erst viel später wurde durch R. T. Prehn u. Main [4] gezeigt, daß Tiere, bei denen der Tumor nach Immunisierung nicht gewachsen war, normale Gewebe des Tumorspenders akzeptierten und permanent tolerierten. Das Phänomen einer derartigen Krebsimmunität ist unter der Bezeichnung „tumorspezifische Transplantationsimmunität“ bekannt geworden. (Abb. 1)

Die Phase der experimentellen tumorimmunologischen Untersuchungen bis 1962 bestand bei uns sowie in mehreren internationalen Labors aus folgenden Etappen: 1. Übernahme von Inzuchtmäusen und Massenzüchtung nach wissenschaftlichen Kriterien, 2. Erzeugung von Tumoren auf Individuen derartiger Linien sowie ihre Transplantation, 3. Reproduktion der Ergebnisse von Gross, Foley und Prehn, 4. Leistung von Originalbeiträgen zur Verallgemeinerung und Erweiterung der Erkenntnisse.

Die wesentlichen Ergebnisse dieser Jahre lassen sich wie folgt zusammenfassen: Chemisch oder physikalisch induzierte Tumoren der Maus besitzen spezifische Antigene. Die durch sie induzierte Immunität führt zur Tumorabstoßung. Jeder einzelne Tumor besitzt ein distinktes Antigen, d. h., die gegen einen Tumor erzeugte Immunität erstreckt sich nicht auf einen anderen zweiten, selbst wenn die-

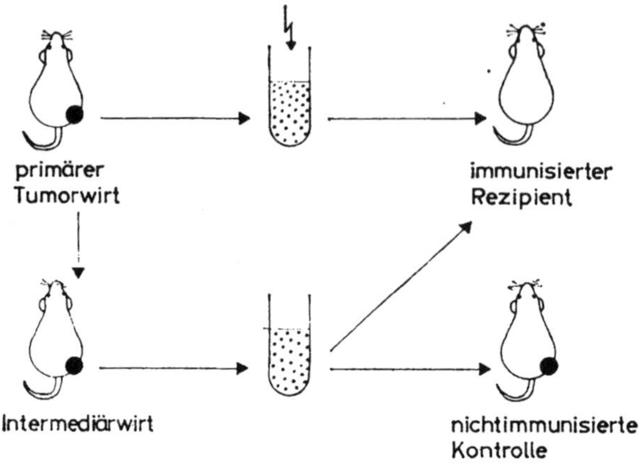

Abb. 1 Erzeugung tumorspezifischer Transplantationsimmunität im syngenen Testsystem (schematische Darstellung)
Zum Nachweis von tumorspezifischen Abwehrreaktionen im Tierexperiment werden genotypisch identische (syngene) Rezipienten, im allgemeinen Inzuchtmäuse eines genetisch definierten Stammes, mit devitalisierten (z. B. durch Röntgenstrahlen) Tumorzellen immunisiert. Es ist zu fordern, daß die Tumorzellen zur Immunisierung aus dem Primärtumor einer Maus des gleichen Stammes isoliert werden. Zur Erhaltung der Tumorlinie werden lebende Zellen einem „Intermediärwirt" verabfolgt. Der auswachsende Transplantationstumor gibt das Material für eine erneute Immunisierung mit devitalisierten Zellen sowie auch für die Prüfung auf Transplantationsimmunität mit vitalen Zellen. Nichtimmunisierte Kontrolltiere oder Kontrolltiere, die mit normalen nichtmalignen Geweben vorbehandelt waren, erhalten gleichzeitig mit den immunisierten Versuchstieren die Testinjektion mit vitalen Zellen. Wächst ein Transplantationstumor auf den Kontrolltieren aus, jedoch nicht auf Versuchstieren, besteht ein erster Hinweis auf die Anwesenheit tumorspezifischer (bzw. -assoziierter) Transplantationsantigene im getesteten Tumor.

ser durch das gleiche Karzinogen induziert war. Sarkome wie auch Karzinome zeigen diese Eigenschaft. Dagegen enthalten Virustumoren identische Antigene unabhängig von ihrer Speziesherkunft. Voraussetzung ist lediglich, daß diese Tumoren vom gleichen Virus induziert worden waren (Abb. 2).

Die Immunität gegen Tumoren ließ sich passiv mit Hilfe von Lymphozyten resistenter Tiere auf unbehandelte Rezipienten übertragen. Serum war dagegen ineffektiv. Es wurde die Schlußfolgerung gezogen, daß Lymphozyten die dominierende Rolle bei der Entstehung von Tumorimmunität spielen.

Die experimentelle Krebsforschung in Berlin-Buch war an dieser Entwicklung mit folgenden Originalbeiträgen beteiligt: Nachweis der Antigeneigenschaften und individual-spezifischer Tumorantigene in UV-Licht-induzierten Sarkomen [5, 6], Nachweis von Tumorantigenen in experimentell induzierten Karzinomen [7] und

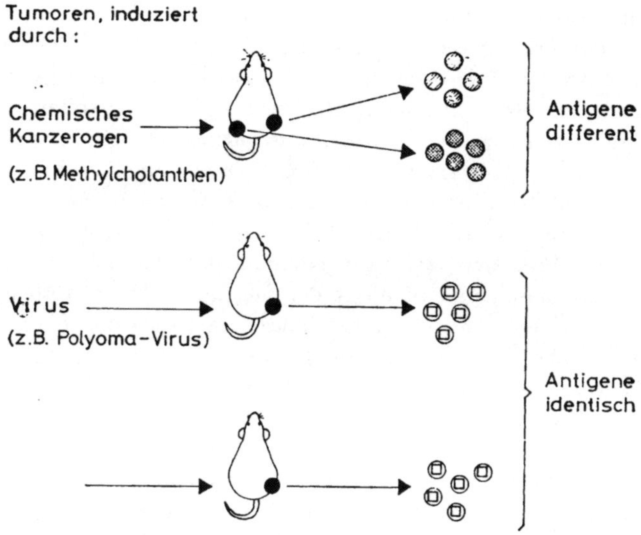

Abb. 2 Antigenmuster chemisch oder physikalisch induzierter und viraler Tumoren
Tumorspezifische Transplantationsimmunität gegen chemisch induzierte Tumoren der Versuchstiere ist nur gegen den zur Immunisierung verwendeten Tumor gerichtet, nicht jedoch gegen andere durch das gleiche Kanzerogen erzeugte Tumoren, selbst wenn diese auf demselben Tier entstanden sind: Die Antigene der chemisch induzierten Tumoren sind „distinkt" (siehe unterschiedliche Muster der schematisch dargestellten Zellen im oberen Teil der Abbildung). Die Zellen *eines* Tumors verhalten sich jedoch immunologisch identisch. Virusinduzierte Tumoren zeigen antigene Verwandtschaft (Kreuzimmunität). Wenn der gleiche Virustyp die Tumoren auf unterschiedlichen Tieren induziert hat, sind identische Antigene in den Zellen der Tumoren nachweisbar (siehe schematische Darstellung im unteren Teil der Abbildung). An der Prägung der antigenen Struktur derartiger Tumoren ist das Virusgenom beteiligt. Diese Merkmale (distinkte versus identische Antigene) differenzieren jedoch nicht absolut zwischen chemisch und viral induzierten Tumoren, da sowohl chemisch induzierte Tumoren kreuzreagierende als auch virusinduzierte Tumoren distinkte Antigene aufweisen können.

in Virusleukosen [8—10], Nachweis der Abhängigkeit tumorimmunologischer Reaktionen vom Genotyp [11].

Die erreichte Breite tumorimmunologischer Untersuchungen Anfang der sechziger Jahre machte eine thematische Konzentration erforderlich. Wenn damals schätzungsweise 20 Labors derartige tumorimmunologische Untersuchungen aufgriffen, waren es 10 Jahre später mindestens 200. In der DDR sind es heute mehr als 15 Gruppen, die vornehmlich oder in breitem Umfange tumorimmunologisch arbeiten.

Bis etwa 1970 waren experimentelle Leukosen absoluter Schwerpunkt der tumorimmunologischen Untersuchungen unseres Labors. Zwei Gründe waren dazu hauptsächlich entscheidend: 1. Die traditionelle Forschungsrichtung „Virusätiologie des Krebses", die mit der Entdeckung eines Leukosevirus der Maus durch GRAFFI begründet wurde, 2. die Tatsache, daß zytologisch-histologisch sowie pathogenetisch enge Beziehungen zwischen Maus- und Humanleukosen zu bestehen schienen. Vom Modell Virusleukose der Maus wurden praktisch nutzbare Ergebnisse für den Menschen erwartet. Gemeinsam mit GRAFFI wurden 1962 erstmals tumorspezifische Antigene in Leukosezellen der Maus entdeckt [8]. Die Publikation darüber erschien etwa gleichzeitig mit denen von L. SACHS [12] sowie von SLETTENMARK u. KLEIN [13], die an ähnlichen Modellen identische Resultate erhalten hatten. Es ist als sicher anzunehmen, daß diese Befunde, die in den folgenden Jahren wesentlich erweitert und präzisiert wurden, Ausgangspunkt immuntherapeutischer Untersuchungen an Leukosen des Menschen waren und das Gebiet der Immunologie von Humanleukosen wesentlich stimuliert haben.

Am Beispiel experimenteller Leukosen wurde das Gebiet der Serologie des Krebses entwickelt. Es konnte gezeigt werden, daß immunisierte Tiere — im Gegensatz zur Situation bei Sarkomen und Karzinomen — regelmäßig Antikörper im Serum aufweisen. Derartige Antikörper reagieren mit Leukämiezellen in vitro. In Anwesenheit von Komplement, einem Serumfaktor, werden die Leukämiezellen zerstört. Aber auch in Abwesenheit des Serumfaktors kommt es zur Reaktion, die mit Hilfe Fluoreszenzfarbstoff-markierter Antikörper oder elektronenoptisch nachweisbar ist (Abb. 3). Die Reaktion wurde von uns auch erstmals mit einer immunoelektronenmikroskopischen Technik nachgewiesen [14].

In der immunologischen Grundlagenforschung war die Entwicklung inzwischen so weit gediehen, daß präzisere Kenntnisse über den Aufbau des Immunsystems, sowie auch zur Bildung und Struktur der Antikörpermoleküle, bestanden.

Auf die Darstellung dieser interessanten medizinischen Erkenntnisse soll nicht ganz verzichtet werden, da sie das zentrale Problem der Immunologie, die Entwicklung und Regulation des Immunsystems betreffen.

Die Stammzellen des Immunsystems, im Hinblick auf ihre Differenzierungsmöglichkeiten multipotent, wandern vom Knochenmark ausgehend in den Thymus, erlangen dort ihre immunologische Kompetenz und besiedeln anschließend, als Thymus-abhängige T-Zellen bezeichnet, die lymphatischen Organe wie Milz und Lymphknoten. Der Thymus spielt eine zentrale Rolle bei dem Reifungsprozeß der Zellen. Neonatale Thymektomie, an der Maus experimentell durchgeführt, verursacht beispielsweise ein komplettes Fehlen der T-Zellpopulation im Organismus, der damit nicht in der Lage ist, bestimmte zelluläre Immunreaktionen auszulösen. Die Bildung von Antikörpern ist dagegen nach neonataler Thymektomie weitgehend erhalten. Antikörper werden, wie heute bekannt ist, durch eine andere Zellpopulation, die B-Zellen, gebildet. Die antikörper-sezernierende Zelle ist die Plasmazelle, die die Endstufe der B-Zelldifferenzierung darstellt. B-Zellen (abgeleitet von bone marrow derived oder bursa-abhängig) gelangen, ohne über den Thymus zu wandern, direkt in die lymphatischen Organe (Abb. 4).

Diese kurze Darstellung zur Entwicklung deutet an, daß eine Dichotomie des

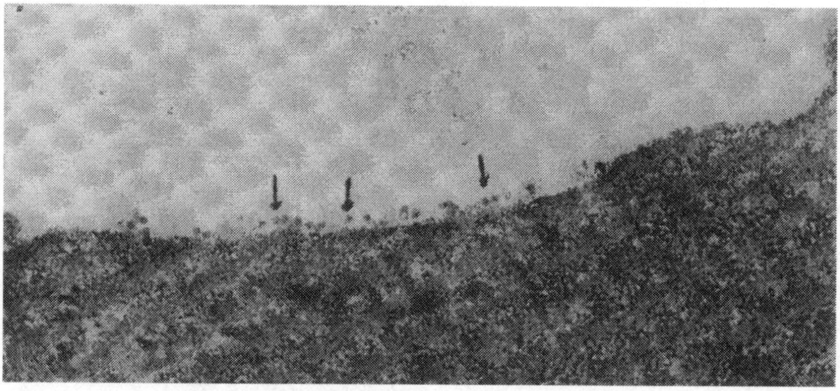

Abb. 3 Nachweis leukosespezifischer Antigene auf der Membran von Leukosezellen mit Hilfe der Immunoelektronenmikroskopie
Antigene der äußeren Zellmembran (einschließlich Tumorantigene, Blutgruppenantigene, Histokompatibilitätsantigene, Differenzierungsantigene) lassen sich elektronenoptisch darstellen bzw. lokalisieren. Das Prinzip der Methode besteht darin, daß zunächst Antikörper gegen derartige Antigene mit elektronendichten Markern (z. B. Ferritin bzw. kleinen Pflanzenviren) gekoppelt werden. Nach der Bindung der markierten Antikörper an die Membranantigene läßt sich der elektronendichte Marker unter Verwendung von Ultradünnschnitten der Zelle am Ort der Antigen-Antikörper-Reaktion elektronenoptisch nachweisen (siehe Abbildung). Hier liegt eine modifizierte Technik, die Hybrid-Antikörper-Technik, zugrunde. Ferritin ist der Marker (siehe Pfeile). Die Technik wurde in gemeinschaftlicher Arbeit zwischen dem Pathol. Institut der Med. Akademie, Erfurt, und dem Zentralinstitut für Krebsforschung der Akademie der Wissenschaften der DDR in Berlin-Buch entwickelt.

Immunsystems besteht. B- und T-Zell-Kompartimente haben unterschiedliche Aufgaben. Während B-Zellen Antikörper produzieren, die mit dem Antigen außerhalb der Zelle reagieren können, ist die Reaktion mit T-Zellen eine zelluläre Reaktion. Im Organismus tritt sie verzögert auf (deshalb auch Immunreaktion vom Verzögerungstyp genannt), weil derartige Zellen erst an den Ort der Antigenlokalisation gelangen müssen. Die Tuberkulinreaktion ist der Prototyp einer derartigen T-Zellreaktion. Es wurde bereits erwähnt, daß auch die Reaktion gegen Sarkome und Karzinome zellulär bedingt ist und Antikörper wahrscheinlich von untergeordneter Bedeutung sind.

Zu einer intensiv untersuchten Frage der Immunologie bis in die siebziger Jahre gehörte der Mechanismus der Antigenerkennung. Durch Aufklärung der Antikörperstruktur und den Nachweis von Antikörpermolekülen als Rezeptoren für Antigen auf der Membran von Immunzellen konnte dieser Mechanismus weitgehend geklärt werden. Allerdings besteht bis heute noch Unkenntnis über die Art der Signale und ihre Weiterleitung innerhalb der Zelle, nachdem Antigen und Rezep-

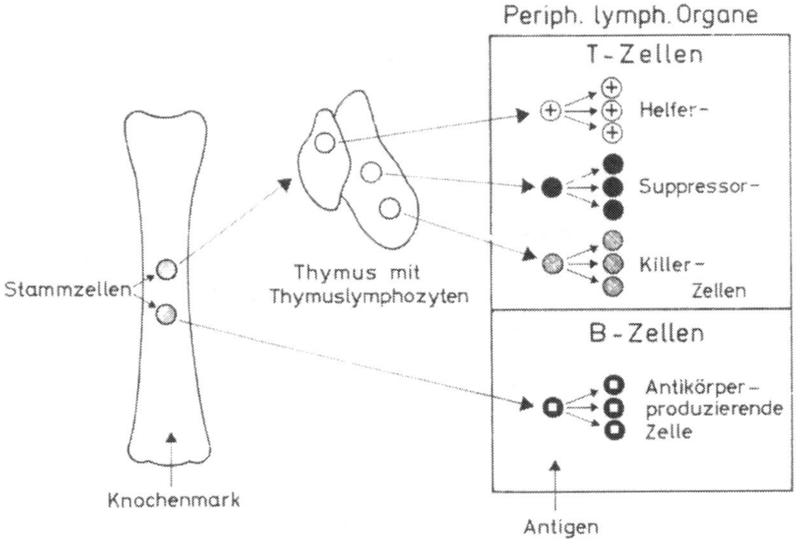

Abb. 4 B-, T-Zellen-Dichotomie des Immunsystems; Differenzierungsweg
Stammzellen des Knochenmarks, die direkt die lymphatischen Organe besiedeln, differenzieren sich zu B-Zellen. B-Zellen sind Lymphozyten, die nach Kontakt mit Antigen zu antikörper-produzierenden Zellen ausreifen.
Die in die peripheren lymphatischen Organe (Milz, Lymphknoten) eingewanderten T-Lymphozyten sind nach Verlassen des Thymus „immunologisch geprägt". Sie besitzen die Fähigkeit, in spezifischer Weise an immunologischen Vorgängen teilzunehmen. Die Stärke der Immunantwort gegen ein Antigen, ihre Dauer, die Art der Reaktion u. a. werden durch unterschiedliche T-Lymphozytenpopulationen, die miteinander in Wechselwirkung stehen, determiniert. Helferzellen fördern, Suppressorzellen inhibieren die Immunantwort gegen das Antigen. Bei der immunologischen Reaktion gegen Fremdgewebe oder Tumoren spielen besonders zytotoxische T-Lymphozyten, Killer-Zellen, eine Rolle. Die genannten T-Lymphozytenpopulationen sind vor allem funktionell differenzierbar; die serologischen Methoden zur Untersuchung befinden sich in der Entwicklung.

tor eine Bindung eingegangen sind. Zellproliferation und -differenzierung zu einem antikörper-produzierenden Zellklon sind die Folge der Antigen-Antikörper-Rezeptor-Bindung. Verschiedene Kontrollmechanismen, ausgeübt u. a. durch Helfer- und Suppressorzellen des Immunsystems, steuern die Entwicklung des Zellklons bis zu der erforderlichen Größenordnung. Die Vorläuferzelle, die den Antigenrezeptor auf der Zellmembran trägt, wird abgelöst durch eine Zelle, die das komplette Antikörpermolekül mit dem gleichen Rezeptor freisetzt.

Dieses Antikörpermolekül besteht im Falle des Immunglobulin G (IgG) aus 2 schweren und 2 leichten Polypeptidketten, die durch Disulfidbrücken miteinander in charakteristischer Weise verbunden sind (Abb. 5). Aus der Analyse der Aminosäuresequenzen der Polypeptidketten ergab sich, daß diese aus einem kon-

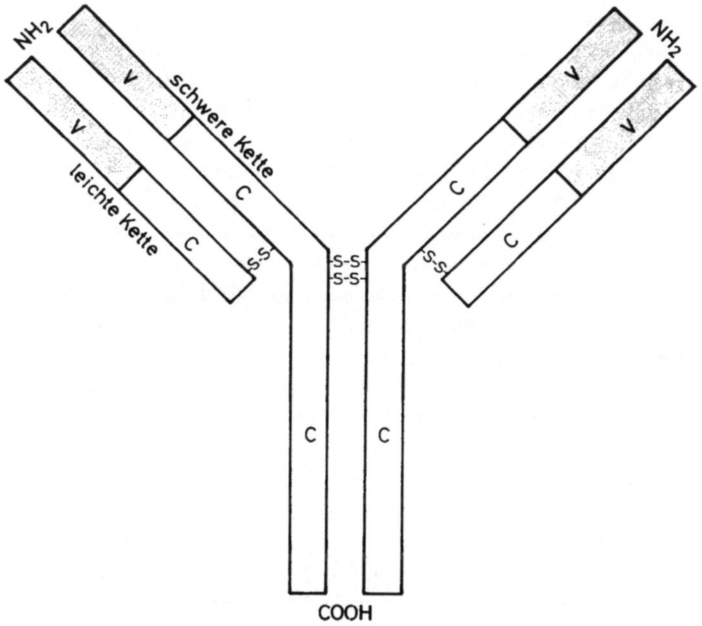

Abb. 5 Antikörperstruktur: 4-Kettenmodell des Immunglobulin G
Leichte und schwere Ketten des Moleküls sind aus Aminosäuren zusammengesetzt. Die Ketten sind untereinander durch Disulfidbrücken verbunden. Für die antigen-bindende Spezifität des Antikörpers sind die V(variablen)-Teile jeweils einer leichten und schweren Kette verantwortlich. Ein Molekül der IgG-Klasse der Antikörper hat 2 Antigenbindende Orte. Die leichte Kette besteht aus etwa 220 Aminosäuren, von denen die Hälfte auf den V-Teil entfällt. Der V-Teil trägt am Ende eine NH_2-, der C(konstante)-Teil die COOH-Gruppe. Im V-Teil sind beim Vergleich unterschiedlicher Moleküle mehr als 40 Positionen gefunden worden, in denen die Aminosäuren differieren. Der C-Teil ist hinsichtlich der Aminosäuresequenz weitgehend stabil.
H-Ketten (von „heavy", schwer) sind doppelt so lang wie leichte Ketten. Die H-Kette des IgG-Moleküls besteht aus etwa 450 Aminosäuren. Das Molekulargewicht des IgG-Moleküls beträgt 150 000.

stanten Teil bestehen, der für alle IgG-Moleküle einer Spezies identisch ist, sowie einem variablen Teil. In den variablen Anteilen differieren die Aminosäuren an bestimmten Positionen. Der variable Teil der schweren und leichten Kette trägt den Antigenbindungsort; er ist für die Spezifität des Antikörpers verantwortlich. Da das IgG-Molekül aus jeweils 2 schweren und 2 leichten Ketten besteht, hat das Molekül 2 Antigenbindungsorte. Mit Hilfe dieser Antigenbindungsorte, die auf der Membran der B-Zellen lokalisiert sind, wird das Antigen erkannt. Jede Zelle besitzt nur eine Art von Rezeptor, d. h. für jedes Antigen ist eine andere Immunzelle erforderlich. Eine B-Zelle kann nur einen Typ eines spezifischen Antikörpers bilden.

Die Strukturanalyse der Antikörper erbrachte eine weitere wichtige Erkenntnis. Da die Information für die Sequenz der Aminosäuren in einem Polypeptid in der DNA der Zelle gespeichert ist, muß auch die Information für jeden Antikörper präexistent sein, d. h. vor dem Antigen vorhanden sein. Jedes Individuum besitzt nach Schätzung 10^5 oder mehr als 10^6 unterschiedliche Gene, die Antikörper bestimmter Spezifität kodieren können. Das Antigen, das in den Organismus gelangt, wirkt lediglich als selektiver Stimulus auf das Immunsystem, indem es einen passenden Rezeptor auf der Zellmembran findet und diese Zelle zur Proliferation stimuliert. Moleküle, die der Organismus nicht als Antigen erkennt, d. h. für die er keine Rezeptoren besitzt, können keine Antikörperbildung induzieren. Die Erkennung von Antigenen auf der T-Zellebene verläuft gleichermaßen. Auch hier spielen antikörper-ähnliche Rezeptoren eine Rolle.

Experimentelle Beweise wurden weiterhin dafür erhalten, daß die immunologische Antwort eines Individuums genetisch determiniert ist. Immunantwortgene (Ir-Gene), die vor allem die Stärke der immunologischen Reaktivität bedingen, existieren wahrscheinlich in allen Wirbeltierspezies, einschließlich beim Menschen.

Für die Tumorimmunologie resultieren daraus theoretische und praktische Konsequenzen. Demnach ist anzunehmen, daß auch die immunologische Reaktivität gegen Krebs genetisch determiniert ist. Es müßte Individuen mit starker und schwacher Immunreaktivität gegen Krebs geben, weiterhin Antikörper und Immunzellen, die prädeterminiert sind, und möglicherweise entsteht und wächst Krebs nur in Individuen, in denen eine immunologische Abwehr gegen Krebszellen fehlt. Es erscheint uns heute als nahezu unvorstellbar, daß bereits Paul Ehrlich 1909 derartige Auffassungen sehr präzis formulierte [15]: „Ich bin überzeugt, daß aberrierende Keime bei dem kolossal komplizierten Verlauf der fötalen und postfötalen Entwicklung außerordentlich häufig vorkommen, daß sie aber glücklicherweise bei der überwiegenden Mehrzahl der Menschen vollkommen latent bleiben, dank der Schutzvorrichtungen des Organismus. Würden diese nicht bestehen, so könnte man vermuten, daß das Karzinom in einer geradezu ungeheuerlichen Frequenz auftreten würde.

F. M. Burnet stellte erst viel später die Immunüberwachungshypothese (Immunsurveillance) auf, nach der Krebs nur im immunologisch geschwächten Individuum entstehen und wachsen kann [16]. Die Entstehung des Alterskrebses wird danach mit der Schwächung des Immunsystems im Alter erklärt. Diese Auffassung ist nicht unwidersprochen geblieben, und eine Reihe von Experimenten widerlegt die allgemeine Gültigkeit der Immunüberwachungshypothese. Sie gilt aber ohne Zweifel für Virustumoren, d. h. für Tiertumoren, deren virale Ätiologie oder an deren Entstehung die Beteiligung von Viren bewiesen ist [17].

In unseren Untersuchungen an Leukosen der Maus stellten wir uns die Frage nach der Rolle des Immunsystems bei der Leukoseentstehung. Wir konnten zeigen, daß erwachsene Mäuse, die als Neugeborene mit dem von Graffi entdeckten Leukosevirus infiziert worden waren, nicht mehr gegen das Virus oder die Leukosezellen immunisiert werden konnten. Dagegen reagierten neonatal nichtinfizierte Tiere mit einer starken Immunantwort gegen das Virus und gegen Leukosezellen.

Ein spezieller Mausstamm, der AKR-Stamm, der natürlicherweise mit dem Gross-Leukosevirus infiziert ist und in dem das Virus vertikal, d. h. mit den Keimzellen und diaplazentar, übertragen wird, zeigt gleichermaßen — wie artifiziell als Neugeborene infizierte Tiere — keine Abwehrreaktion gegen Leukosezellen. AKR-Mäuse sind aber gegen das Virus von Graffi und gegen Graffi-Leukosezellen immunisierbar [18].

Aus diesen und anderen Untersuchungen wurden zwei Schlußfolgerungen gezogen: 1. Das Leukosevirus verändert das Immunsystem, wenn die Infektion im immunologisch unreifen Individuum bei Neugeborenen stattfindet. Die Reaktionsfähigkeit gegen das Virus und die durch das Virus transformierten Zellen geht verloren, der Organismus ist „immunologisch tolerant". Die immunologische Reaktivität gegen andere Antigene, einschließlich derjenigen eines anderen Leukosevirusstammes, bleibt normal erhalten. 2. Es existieren Leukosevirusstämme, die sich im Hinblick auf ihre Antigene unterscheiden. Möglicherweise haben diese Virusantigene Bedeutung für die Suszeptibilität der Individuen gegenüber Infektion.

Auf weitere von uns durchgeführte Grundlagenuntersuchungen zum Problem der Expression leukämiespezifischer Antigene in superinfizierten Zellen soll nicht näher eingegangen werden. Untersuchungen dieser Art sind unter den Begriffen der Antigenkonversion oder artifiziellen Heterogenisierung bekannt [19]. Für die Analyse des Antigenmosaiks der Zellmembran oder der Virusfreisetzung ist dieses Gebiet bedeutsam, es hat im Komplex der tumorimmunologischen Thematik jedoch nur zweitrangige Bedeutung.

International wurde die Leukoseforschung in den sechziger und siebziger Jahren zu einem absoluten Forschungsschwerpunkt. Für das Krebsvirusprogramm in den USA sollen dafür bis zur 200-Jahrfeier der Verfassung Mittel ausgegeben worden sein, die in ihrer Höhe etwa denen zur Durchführung der Mondlandung entsprachen. Die erzielten Ergebnisse des Krebsvirusprogramms halte ich bisher vergleichsweise für bescheiden. Von besonderem erkenntnistheoretischen Wert war allerdings die Entdeckung der reversen Transkriptase, eines Enzyms, mit dem die RNA enthaltenden Tumorviren ihre genetische Information in eine DNA überführen können, so daß nachfolgend der Einbau der Virusinformation in die zelluläre DNA (ins Zellgenom) möglich ist [20, 21]. Virusisolate wurden auch vom Menschen erhalten, ihre Beziehung zu Krebs ist jedoch noch zweifelhaft. Mehrere Berichte über das Vorhandensein virusinduzierter Antigene in Geweben des Menschen, die zu Leukoseviren des Affen Beziehung haben sollen, sind nicht unwidersprochen geblieben.

Unsere Ergebnisse an Mausleukosen gaben uns die Erkenntnis, daß dieses Krebsmodell in vieler Hinsicht einen Sonderfall der Kanzerogenese darstellt, der sich nicht unbedingt auf den Menschen übertragen läßt. Viren, deren Antigene bzw. Antigene der Zellmembran, wie sie in Leukosen der Tiere regelmäßig vorkommen, sind in Leukosen des Menschen nur sporadisch, wenn überhaupt, zu finden. Vielleicht bieten experimentelle Leukosen, die durch chemische Kanzerogene oder Strahlen induziert sind, ein besseres Modell. Der Virusgehalt derartiger Leukosen ist wesentlich geringer als in den eindeutig durch Virus induzierten Leukosen.

Das Modellproblem war einer der wichtigsten Gründe, weshalb wir das Gebiet der Immunologie der Virusleukosen Anfang der siebziger Jahre weitgehend verließen und uns vermehrt der Tumorimmunologie am Menschen zuwandten. Aus klinischen Beobachtungen stammten Hinweise über die Existenz immunologischer Abwehrreaktionen gegen Krebs. Ihr Nachweis würde Ansatzpunkte für diagnostische und therapeutische Entwicklungen ergeben.

Zu den Beobachtungen, die für eine effektive Immunabwehr bei Krebs sprechen, gehören: gelegentliche Rückbildungen von Tumoren; Metastasenentwicklung, langzeitig nach Entfernen des Primärtumors; Tumorzellen im Blut ohne nachfolgende Metastasenbildung; Immunzellen am Ort des Tumorwachstums; höhere Rate bestimmter Tumoren bei Immundefekten, nach Behandlung mit Immunsuppressiva und nach Thymektomie.

Unsere ersten Untersuchungen zu diesem Problem waren enttäuschend. Nur in einem von 10 Fällen mit akuter lymphatischer Leukose, einer bestimmten Form von Blutkrebs des Menschen, wurden Antikörper im Serum gefunden, die mit Leukosezellen desselben Patienten reagierten [22]. Das Serum reagierte jedoch nicht mit Leukosezellen anderer Patienten. Noch systematischer wurden dann die Leukosen bei unserem Kooperationspartner in der Kinderklinik in Jena immunologisch studiert. Der Prozentsatz positiver Sera lag auch dort nur unwesentlich höher, jedoch schienen die zellvermittelten Reaktionen weitaus verbreiteter zu sein [23]. Insgesamt ist jedoch einzuschätzen, daß ein wesentlicher Nutzen für die Diagnostik oder Therapie aus den Erkenntnissen bisher nicht ableitbar ist.

Möglicherweise ist bei den Leukosen auf einem etwas anderen Wege eher ein Durchbruch zu erwarten. Durch Immunisierung von Kaninchen bzw. Ziegen mit Leukosezellen des Menschen gelang die Herstellung von Immunsera, die nach Absorption mit normalen Lymphozyten noch mit Leukosezellen spezifisch reagieren [24]. Die Beeinflussung des Leukosewachstums durch ähnliche Immunsera bei der Maus, die nach Injektion der Leukosezellen appliziert wurden, war uns durch eigene Untersuchungen bekannt [25]. Bereits Ende der fünfziger Jahre hatte Prof. Graffi derartige Entwicklungen in Angriff genommen, ohne daß es damals jedoch zu sichtbaren Fortschritten kam. Die Injektion der Immunsera in den Menschen haben wir jedoch bisher nicht durchgeführt, da sie an Voraussetzungen geknüpft ist, die nicht ohne weiteres erfüllbar sind.

Uns bleibt zunächst nur die Möglichkeit der Untersuchung der Sera im Reagenzglas. Weshalb so viele frühere Versuche des Spezifitätsbeweises scheiterten, lag an einer experimentellen Kleinigkeit. Die Elimination der unerwünschten Antikörper gegen normale Gewebe durch Absorption mit normalen Lymphozyten gelingt nur dann komplett, wenn das Immunserum vorher mit physiologischer Lösung verdünnt wird. Die Ursachen dafür sind wahrscheinlich kinetischer Art, was die dabei stattfindende Antigen—Antikörper-Reaktion betrifft. Dieses Absorptionsprinzip wird jetzt auch von unserem Kooperationspartner, der Kinderklinik Jena, angewandt, so daß Antisera gegen Leukosezellen in größerem Ausmaß in der Herstellung sind. Wie es oftmals in der Wissenschaft zu verzeichnen ist, sind international Parallelentwicklungen festzustellen, und es scheint zu einer thematischen Schwerpunktbildung auf dem Gebiet „Heterologe Antisera" zu kommen.

An zwei Einsatzmöglichkeiten dieser Antikörper wird gearbeitet: 1. Diagnostik, 2. Therapie. Auf diagnostischem Gebiet soll an Knochenmarkausstrichen und im Liquor das Auftreten von Leukosezellen verfolgt werden. Die frühzeitige Erkennung derartiger Zellen ist beim Auftreten von Rezidiven, d. h. bei Neuausbruch der Erkrankung nach erster erfolgreicher Chemotherapie, von entscheidender Bedeutung. Darüber hinaus eignen sich die Sera für eine Subtypisierung bestimmter Leukoseformen. Die klinische Anwendung der Sera ist bereits vorgesehen.

Zum Einsatz in der Therapie wird der Weg etwas länger sein.

Zu den Problemen gehören die Massenproduktion des Antiserums, die Anreicherung bzw. Isolierung des Antikörpers sowie seine Applikation.

Antiserumproduktion setzt die Verfügbarkeit des Antigens, d. h. der Leukosezellen voraus, die von erkrankten Personen gesammelt werden müssen. Dies ist außerordentlich schwierig zu realisieren, da nicht alle Leukosen mit erhöhter Anzahl von Leukosezellen im Blut einhergehen oder die frühzeitig einsetzende Behandlung (Chemotherapie) der Patienten eine sofortige Reduktion der malignen Blutzellen zur Folge hat. Weiterhin besitzen Leukosen nicht ein einheitliches Leukoseantigen, sondern entsprechend dem histologischen Typ unterschiedliche Antigene. Antisera differenzieren darüber hinaus noch Subtypen eines histologisch anscheinend identischen Typs. Akute lymphatische Leukosen (ALL) lassen sich beispielsweise in O-ALL und T-ALL differenzieren. Aus diesen Fakten ist ableitbar, daß die Herstellung eines spezifischen Antiserums gegen den Subtyp einer Leukose nicht nur die Materialsammlung, sondern auch die vorherige immunologische Klassifizierung der zur Immunisierung verwendeten Leukosezellen erfordert. Über Möglichkeiten zur Klassifizierung verfügen vor allem die Kinderklinik in Jena und das ZIK; die Zellsammlung basiert auf einer Kooperation mehrerer Einrichtungen. Anreicherung bzw. Isolierung des Antikörpers machen sich erforderlich, da der Belastung der Patienten mit Antikörper-Fremdeiweißen Grenzen gesetzt sind. Bei der Applikation soll die Antikörper-Dosis hoch sein; daher müssen unerwünschte Serumeiweiße vorher vom Antikörper abgetrennt werden. Die Methode der Wahl ist die Immunosorbenstechnik, die bei diesem spezifischen Vorhaben noch besondere Schwierigkeiten macht.

Schließlich sind Vorstellungen zur Applikation der Antikörper zu entwickeln. Die Behandlung der fortgeschrittenen Erkrankung erscheint von vornherein sinnlos, da mit Hilfe von Antikörpern nur relativ wenige Zellen, vielleicht 10^5 bis 10^6, eliminiert werden können. Eine höhere Anzahl von Zellen würde einen Verdünnungseffekt bedingen, so daß die Antikörpermoleküle pro Zelle möglicherweise nicht mehr für die Zellzerstörung ausreichend sein dürften. Aus diesen Erwägungen heraus ist die Antikörperapplikation als zusätzliche Therapie in der Remissionsphase nach Chemotherapie gedacht. Antikörper sollten in der Lage sein, noch verbliebene Leukoserestzellen nach Chemotherapie zu eliminieren. Anwendungsbereich und Wirkung sind jedoch noch hypothetisch.

Untersuchungen zum Mechanismus der Leukosezellzerstörung durch Antisera in vivo, die zunächst an der Maus und danach an menschlichen Leukosezellen durchgeführt wurden, führten zu der Entdeckung, daß die Antikörper nicht allein, sondern in Verbindung mit bestimmten Zellen des Rezipienten wirken [26]. Der Antikörper hat die Aufgabe, mit der Leukosezelle spezifisch zu reagieren, die antikörper-bedeckte Zelle wird danach durch eine Zelle des Empfängers erkannt und abgetötet. Der Zelltyp des Rezipienten, der als K-Zelle (Killer-Zelle) bezeichnet wird, zeigt Speziesdifferenzen. Zellen der monozytären oder lymphatischen Reihe rufen diesen Effekt hervor, der als antikörpervermittelte zelluläre Zytotoxizität bekannt ist (Abb. 6). Zu den Schlußfolgerungen dieser Erkenntnisse zählt, daß Antikörper gegen Leukosezellen nur dort wirksam werden, wo ausreichend K-Zellen vorhanden sind. K-Zellbestimmungen bei Leukosepatienten gehören deshalb zum methodischen Repertoire unseres Bereiches.

Am Beispiel der Entwicklung leukosespezifischer Antisera läßt sich verdeutlichen, wie aus einer vertieften methodischen und thematischen Bearbeitung auch eine Verbreiterung resultiert, die erheblich mehr Forschungspotential zur Lösung des Problems erfordert. Das Risiko zur Erzielung eines praktisch nutzbaren Ergebnisses ändert sich dadurch nicht, es bleibt sicherlich gleich groß, jedoch steigen Verantwortung für das Projekt und im Ergebnis, positiv oder negativ, die Öffentlichkeitswirksamkeit. Außerdem ist die Konzentration des Forschungspotentials auf ein bestimmtes Projekt nicht ohne Einfluß auf andere Entwicklungen.

Abschließend soll ein weiterer Schwerpunkt unserer Arbeit dargestellt werden. Es handelt sich um das Immundiagnostik-Programm, das insbesondere die Elektrophorese-Mobilitäts-Technik (EM-Technik), zum Inhalt hat. Immundiagnostik des Krebses setzt bekanntlich voraus, daß Antigene (d. h. tumorspezifische oder -assoziierte Substanzen) in die Blutzirkulation freigesetzt werden, die mit immunologischen oder anderen Methoden erfaßbar sind, oder daß Antigene des Tumors den Tumorträger sensibilisieren und Antikörper oder sensibilisierte Lymphozyten (Immunzellen) als Resultat der Sensibilisierung auftreten. Antikörpernachweis oder Nachweis von Immunzellen wären dann die Kriterien für die Existenz eines Tumors im Organismus. Das Auftreten von Tumorantigenen im Serum ist wahrscheinlich erst dann zu erwarten, wenn der Tumor eine bestimmte Größe überschritten hat. Die Sensibilisierung, die mit geringen Antigenmengen ausgelöst werden kann, ist dagegen zeitlich eher zu erwarten als das Auftreten von nachweisbarem Antigen im Serum. Die Anwendung einer Reihe zellulärer Nachweistechniken für Sensibilisierung gegen Krebs erbrachte den Beweis, daß die Mehrzahl der Krebspatienten gegen bestimmte Antigene des Tumors sensibilisiert ist. In eigenen Untersuchungen reagierten 52 von 58 Patientinnen mit Mamma-Karzinom im Leukozytenmigrationshemmtest bei Einsatz von Antigenpräparationen

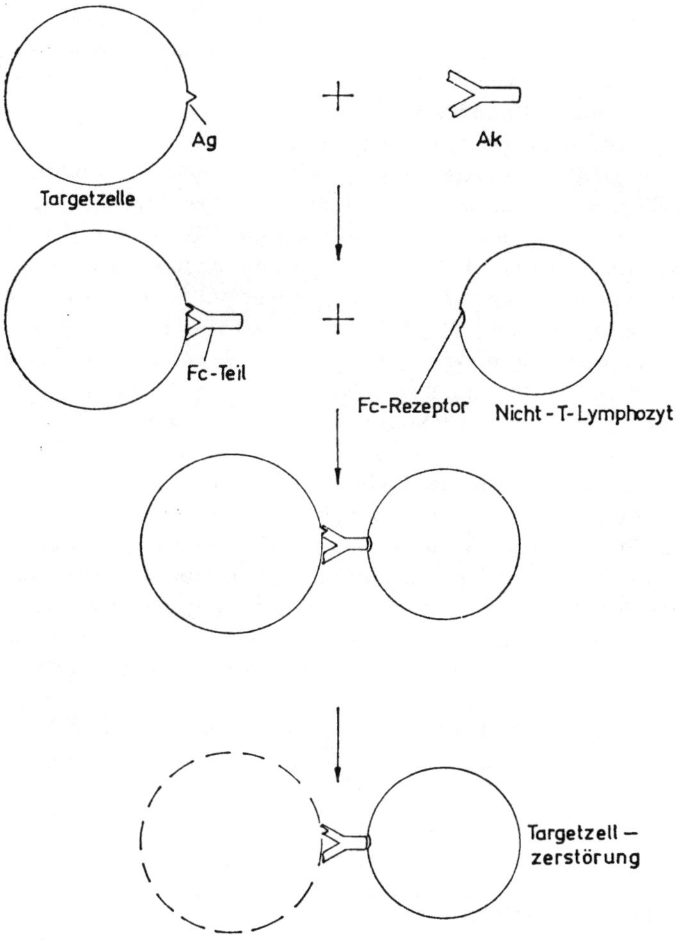

Abb. 6 Prinzip der antikörper-vermittelten zellulären Zytotoxizität (schematische Darstellung)

Bei der antikörper-vermittelten zellulären Zytotoxizität reagiert zunächst der spezifische Antikörper mit dem Antigen (z. B. Tumorantigen) in der Membran der Targetzelle (Zielzelle). Diese Bindung ist in Abwesenheit von Komplement ohne Effekt auf die Vitalität der Zelle. Bestimmte Effektorzellen (Makrophagen, Monozyten, Nicht-T-Lymphozyten) können sich nun auf Grund von Fc-Rezeptoren auf ihrer Membran an den Fc-Teil des Antikörpermoleküls heften. Damit wird die Zerstörung der Targetzelle eingeleitet. Ohne entsprechende Antikörperbindung besitzen die Effektorzellen keine zytotoxische Aktivität.

aus Mamma-Karzinom positiv. Nur 6 Patientinnen gaben falsch negative Resultate [27]. Andere Autoren erzielten ähnliche Ergebnisse auch an histologisch differenten Tumoren. Die falsch positiven Ergebnisse, d. h. positive Reaktionen bei Kontrollpersonen, lagen zwischen 10 und 20%.

Im Jahre 1970 fand eine englische Arbeit von FIELD und CASPARY Beachtung, in der beschrieben wurde, daß Krebspatienten gegen ein Hirnprotein, das humane enzephalitogene Protein (HEP), sensibilisiert sind und daß diese Tatsache möglicherweise zur Entwicklung eines Krebstests führen könnte [28]. Dieser Befund wurde erhalten, als die Autoren über den Nachweis von Sensibilisierungen gegen das HEP bei Patienten mit multipler Sklerose (MS) arbeiteten. Kontrollpersonen zur MS waren zufällig Krebspatienten. Die Nachweismethode erschien etwas ausgefallen bzw. sie war zu diesem Zeitpunkt wenig verbreitet. Sie beruht darauf, daß das nach Kontakt zwischen Antigen (in ihrem Falle HEP) und sensibilisiertem Lymphozyt freigesetzte Lymphokin zellelektrophoretisch bestimmt wird (Tab. 1). Lymphokine reagieren nämlich mit Rezeptoren in der Membran von Makrophagen, woraus eine Ladungsänderung der Zelle resultiert. Im elektrischen Feld wandern die dem Lymphokin ausgesetzten Makrophagen langsamer als die Kontrollmakrophagen. Die Reduktion der Wanderungsgeschwindigkeit der Makrophagen im elektrischen Feld ist der Indikator für Lymphokin, das nur als Folge einer zellulären immunologischen Reaktion freigesetzt wird. Die Messung der Makrophagenwanderung oder auch anderer Indikatorpartikeln erfolgt in einem Zytopherometer. Der VEB Carl ZEISS Jena baut für diesen Zweck das Gerät PARMOQUANT.

Die Ergebnisse der beiden englischen Autoren wurden zunächst von Arbeitsgruppen in Dresden [29] und Rostock [30] bestätigt und präzisiert: die Treffer-

Tab. 1 Prinzip der Durchführung des Makrophagen-Elektrophorese-Mobilitäts-(MEM-)-Tests

Blutentnahme und Lymphozytenisolierung

↓

Inkubation von Lymphozyten mit Antigen

↓

Abtrennung des lymphokin-haltigen Überstandes

↓

Inkubation von Meerschweinchenmakrophagen
im lymphokin-haltigen Überstand

↓

Messung der Makrophagenwanderung im
elektrischen Feld (Zytopherometer)

Ergebnis: Lymphokin reduziert die
Wanderungsgeschwindigkeit

quoten bei der Feststellung eines klinisch manifesten Tumors lagen bei 90% bzw. 99%, d. h. von 100 Krebspatienten wurden 90 bzw. 99 als richtig positiv erkannt. Allerdings reagierten auch Patienten mit anderen Erkrankungen als Krebs positiv, darunter solche mit multipler Sklerose, Apoplexie, Rheumatoid-Arthritis, aktiver Tuberkulose, Glomerulonephritis, Ulkus, M. Krohn, Sarkoidose und Thyreoiditis.

Bei Einsatz des HEP als Antigen differenzierte der Test nicht zwischen unterschiedlichen Tumorformen, d. h. Lokalisierung der bösartigen Geschwulst war damit nicht möglich.

Eine qualitative Verbesserung deutete sich an, als die Gruppen in Dresden und Rostock sowie auch Dessau über den Einsatz von Antigenen, die aus den Tumoren isoliert worden waren, berichteten. Demnach war es möglich, jetzt auch frühdiagnostische Aussagen und Aussagen zur Lokalisation von Organkrebsen zu erhalten. Es ist zu erwähnen, daß uns unsere eigenen Erfahrungen, die wir danach mit dieser Technik sammelten, nicht ganz so optimistisch stimmten, insbesondere was die Trefferquoten betraf und die Quote falsch positiver Reaktionen innerhalb der Kontrollen. Unsere tierexperimentellen Studien, die wir zum Teil gemeinsam mit der Rostocker Arbeitsgruppe durchführten, lieferten jedoch Beweise, daß mit Hilfe der EM-Technik immunologische Reaktionen erfaßbar sind [31, 32].

Zweifellos führten Wettsreit der Gruppen und Kooperation zu einer wesentlichen Befruchtung und Erweiterung des immundiagnostischen Arbeitsgebietes. Die fabrikmäßige Produktion der Tumorantigene und die Entwicklung eines neuen Meßgerätes in der DDR sind nur zwei Beispiele für Ergebnisse, die sich aus diesem Arbeitsgebiet ableiten lassen.

Strittige Punkte zum Anwendungsbereich des Tests werden sich unter Ausnutzung der neuen technischen Möglichkeiten klären lassen. Die Methode wird sicherlich ungeeignet sein für eine Tumorsuche innerhalb der Population. R. Herberman [33] stellte in bezug auf die Anforderungen an einen immundiagnostischen Screening-Test folgende Berechnung auf: Wenn die Inzidenz einer bestimmten Krebsform innerhalb der Humanpopulation 20 auf 100 000 beträgt und diese 20 Fälle von einem Krebstest erfaßt werden, dann sind bei nur 2% falsch positiven Ergebnissen des Tests 99 von 100 positiven Diagnosen falsch.

Die psychischen Auswirkungen falsch positiver Diagnosen und der Umfang weiterer diagnostsicher Arbeitsgänge zum Ausschluß des Krebses (oder zum Nachweis) sind offensichtlich. Wie groß ein Tumor sein muß, um eine positive Reaktion auszulösen und wie sicher der Test ist, ist bisher nicht bekannt. Unsere gemeinsamen Studien sollen zur Lösung derartiger Fragen beitragen. Offensichtlich hat der genannte Test differentialdiagnostische Bedeutung bei der Untersuchung von Krebs-Risikogruppen. Unser Originalbeitrag auf diesem Gebiet ist die Isolierung eines Fetalantigens, gegen das etwa 85—90% der Tumorträger sensibilisiert sind. Die Sensibilisierung ist mit der EM-Technik nachweisbar (Tab. 2).

Worin besteht die Rolle des Immunsystems bei der Krebserkrankung? Trotz intensiver Bearbeitung dieses Gebietes, die ein umfangreiches Faktenwissen erbrachte, ist eine generelle und definitive Aussage nicht möglich. So bunt, wie sich

Tab. 2 Fetalantigen-Präparation in der immunologischen Tumordiagnostik: Ergebnisse einer Studie an Patienten und Kontrollpersonen

	Tumorträger		*Kontrollpersonen*	
Serie I:	26/41*)	(63.4)**)	14/24*)	(~58)**)
Serie II:	33/37	(89.2)	3/25	(~12)
Serie III:	9/13	(~69)	10/92	(10.9)
Gesamt:	68/91	(74.7)	27/141	(19.1)

*) Anzahl positiver Personen über Gesamtzahl
**) Prozentsatz positiver Personen

Die Serien I—III unterscheiden sich nach Art der Durchführung der Untersuchungen. Während die Daten der Serie I zu einer Doppelt-Blind-Studie gehören, sind die Daten der Serien II und III zusammengefaßt aus Einfach-Blind-Studien und offenen Tests. Der Unterschied im Ergebnis der I. Serie zu den Serien II und III läßt sich jedoch nicht dadurch allein erklären. Möglicherweise lagen zur I. Serie keine adäquaten Fetalgewebspräparationen vor. In den Serien II und III wurden günstige Präparationen genutzt. Kontrollen waren Labor- und Klinikpersonal, Blutspender, Schwangere und Patienten mit anderen als neoplastischen Erkrankungen. Die Daten zeigen, daß innerhalb der Kontrollen bei Tumorsuche mittels Fetalgewebspräparationen mit 10% „falsch positiven" Reaktionen gerechnet werden muß. Etwa 75—85% der Patienten mit klinisch manifesten Tumoren reagieren positiv, d. h. werden auf Grund der immunologischen Tests als Tumorträger erkannt.

die unterschiedlichen Krebsformen und ihre Wachstumscharakteristika zeigen, sind auch die Immunitätsreaktionen bei Krebs. Verallgemeinerungen betreffen nur bestimmte Gruppen von Krebsformen. Die Entstehung von Viruskrebs ist unter immunologischer Kontrolle. Viruskrebs bildet sich nur dort, wo entweder genetisch bedingt oder durch Wirkung des Virus selbst, eine spezifische Unterdrückung der immunologischen Abwehr besteht. Die effektive Vakzinierung verhindert die Entstehung des Krebses in diesen Fällen. Allerdings ist die Virusätiologie menschlicher Tumoren nicht definitiv bewiesen.

Immunologische Reaktionen des tumortragenden Organismus gegen Komponenten des Krebsgewebes scheinen auch beim Menschen die Regel zu sein. Lymphozyten der Tumorträger reagieren mit Tumorzellen, Extrakten aus Geweben in spezifischer Weise.

Umstritten ist jedoch bisher, ob und in welchen Fällen eine Immunreaktion Tumorzellen zerstören kann und damit überhaupt einen Einfluß auf das Tumorwachstum ausübt. Tumorzellenzerstörende Immunreaktionen müßten das Auswachsen entstandener Tumorzellen zu einer Geschwulst verhindern können, d. h. eine Immunüberwachungsfunktion besitzen. Hinweise dazu fehlen in den meisten Fällen. Es sind jedoch immunologische Mechanismen bekannt, die wachstumsfördernd auf einen Krebs wirken können; sie würden die Überwachungsfunktion des Immunsystems unterdrücken können. Vor einer Verallgemeinerung der Immunüberwachungshypothese ist jedoch zu warnen.

Wenn immunologische Reaktionen gegen Krebszellen oder Komponenten von Krebszellen in nahezu jedem Tumorträger nachgewiesen werden können, drängt sich die Frage nach ihrer Bedeutung auf. Das Immunsystem des Organismus erkennt molekulare Strukturen, Antigene, seines eigenen Tumors als fremd und reagiert gegen sie. Diese Antigene sind, mit Ausnahme fetaler Antigene, die im Krebs wieder zur Expression gelangen, hinsichtlich ihres Ursprunges unbekannt. Mit Sicherheit ist zu sagen, daß sie in ihrer molekularen Struktur heterogen sind. Maligne Transformation einer Zelle ist mit einer Vielzahl von Eigenschaftsänderungen für die Zelle verbunden, u. a. betreffend die Membraneigenschaften, Synthesefunktion, Proliferation.

Nicht alle Änderungen sind obligatorisch. Sie sind also Nebenprodukt der Kanzerogenese, wie möglicherweise auch eine Reihe tumorassoziierter Antigene. Die Regelmäßigkeit der immunologischen Antwort gegen bestimmte Antigene, insbesondere fetale Antigene, spricht jedoch gegen den Zufallscharakter dieses Ereignisses. Obwohl über die Bedeutung noch völlige Unkenntnis herrscht, befindet sich die praktische Nutzung dieses Phänomens in Vorbereitung. Wir befinden uns also in der Tumorimmunologie in einer ähnlichen Situation wie JENNER vor 180 Jahren, als er die Vakzinierung gegen Humanpocken einführte. Ich komme damit zu den Bemerkungen am Anfang meines Vortrages zurück. Der Vergleich „JENNER 1798 und JENNER 1978" bedeutet nicht Resignation sondern Aufforderung, die theoretischen Grundlagen weiter auszubauen und die neuen Erkenntnisse praktisch zu nutzen. Der Vergleich zeigt, daß die medizinischen Probleme, wie Herr KRAATZ mehrfach betonte, stets zum Ausgangspunkt zurückkehren, nicht in Form eines Kreises, sondern in Form einer Spirale, d. h. jeweils auf einer höheren Form der Erkenntnis.

Der gegenwärtige Stand der Tumorimmunologie läßt sich wie folgt zusammenfassen:

1. Die Mehrzahl experimenteller Tumoren besitzt Antigene, gegen die im Tumorträger selbst oder artifiziell ausgelöst immunologische Reaktionen stattfinden können. Die Immunisierung gegen Krebs im Experiment ist möglich.

2. Tumoren des Menschen unterscheiden sich immunologisch nicht wesentlich von tierexperimentellen Tumoren, jedoch lassen sich nicht alle Tiermodelle auf den Menschen übertragen.

3. Immunologische Reaktionen können tumorzell-zerstörend sein. Dieses Phänomen bildet die Grundlage von Entwicklungen zur Immuntherapie des Krebses. Klinische Studien überprüfen die Richtigkeit der Annahme. Immunisierungserfolge sind bisher bescheiden.

4. Das Auftreten von Tumorantigenen im Blut erkrankter Individuen oder die Sensibilisierung gegen derartige Antigene dienen zur Erarbeitung immundiagnostischer Verfahren. Einige Techniken werden bereits als diagnostisches Hilfsmittel praktisch genutzt.

5. Tumorantigene sind in molekularer Hinsicht heterogen. Ihre biologische Rolle ist nicht geklärt. Aus der Identifikation lassen sich Rückschlüsse auf ätiologische Faktoren bei Krebs ziehen.

Für die freundlichen Hinweise zur Manuskriptüberarbeitung danke ich den Herren Graffi, Kraatz und Scheler.

Literatur

[1] Boyd, W. C.: Fundamentals of Immunology. Interscience Publishers Ltd., New York, London; 1956.

[2] Foley, E. J.: Antigenic properties of methylcholanthrene-induced tumors in mice of the strain of origin. Cancer Res. **13**, 835 (1953).

[3] Gross, L.: Intradermal immunization of C_3H mice against a sarcoma that originated in an animal of the same strain. Cancer Res. **3**, 326 (1943).

[4] Prehn, R. T., and Main, J. M.: Immunity to methylcholanthrene-induced sarcomas. J. Nat. Cancer Inst. **18**, 769 (1957).

[5] Graffi, A., Pasternak, G., und Horn, K.-H.: Die Erzeugung von Resistenz gegen isologe Transplantate UV-induzierter Sarkome der Maus. Acta biol. med. germ. **12**, 726 (1964).

[6] Pasternak, G., Graffi, A., und Horn, K.-H.: Der Nachweis individualspezifischer Antigenität bei UV-induzierten Sarkomen der Maus. Acta biol. med. germ. **13**, 276 (1964).

[7] Pasternak, G., Graffi, A., Hoffmann, F., and Horn, K.-H.: Resistance against carcinomas of the skin induced by dimethylbenzanthrene (DMBA) in mice of the strain XVII/Bln. Nature **203**, 307 (1964).

[8] Pasternak, G., Horn, K.-H. und Graffi, A.: Untersuchungen zur Frage der Isoimmunität gegen virusinduzierte Leukosen der Maus. Acta biol. med. germ. **9**, 314 (1962).

[9] Pasternak, G., and Graffi, A.: Induction of resistance against isotransplantation of virus-induced myeloid leukaemias. Brit. J. Cancer **17**, 532 (1963).

[10] Pasternak, G.: Serologic studies on cells of Graffi virus-induced myeloid leukemia in mice. J. Nat. Cancer Inst. **34**, 71 (1965).

[11] Pasternak, G.: Die unterschiedliche Reaktionsfähigkeit zweier Mäuseinzuchtstämme gegen spezifische Antigene isolog transplantabler Carcinogentumoren. Acta biol. med. germ. **10**, 572 (1963).

[12] Sachs, L.: Transplantability of an X-ray-induced and a virus-induced leukemia in isologous mice inoculated with a leukemia virus. J. Nat. Cancer Inst. **29**, 759 (1962).

[13] Slettenmark, B., and Klein, E.: Cytotoxic and neutralization tests with serum and lymph node cells of isologous mice with induced resistance against Gross lymphomas. Cancer Res. **22**, 947 (1962).

[14] Micheel, B., and Bierwolf, D.: Demonstration of Graffi virus-induced surface antigens of leukemia cells by indirect immunoferritin technique. Exp. Cell. Res. **54**, 268 (1969).

[15] Ehrlich, P.: Über den jetzigen Stand der Karzinomforschung. Ned. Tijdschr. Geneeskd., Eerste Helft, No. 5, 1909.

[16] Burnet, F. M.: Immunological factors in the process of carcinogenesis. Brit. med. Bull. **20**, 154 (1964).

[17] Klein, G., and Klein, E.: Immune surveillance against virus-induced tumors and nonrejectability of spontaneous tumors — contrasting consequences of host versus tumor evolution. Proc. Nat. Acad. Sci. **74**, 2121 (1977).

[18] Pasternak, G.: Antigens induced by the mouse leukemia viruses. Adv. Cancer Res. **12**, 1 (1969).

[19] Pasternak, G., Pasternak, L., and Micheel, B.: Antigenic conversion by leukemia viruses. In: RNA Viruses and Host Genome in Oncogenesis. Proc. of a Symposium, Amsterdam 1971. P. Emmelot and P. Bentvelzen (Eds.), p 153—169, Amsterdam-London, 1972.

[20] Temin, H. M., and Mizutani, S.: RNA-dependent DNA polymerase in virions of Rous sarcoma virus. Nature **226**, 1211 (1970).

[21] Baltimore, D.: RNA-dependent DNA polymerase in virions of RNA tumor viruses. Nature **226**, 1209 (1970).

[22] Pasternak, G., Micheel, B., Pasternak, L., Blau, H.-J. und Kruse, H.: Suche nach tumorspezifischen Immunreaktionen bei Leukämien des Menschen mit der indirekten Membranimmunofluoreszenztechnik. Arch. Geschwulstforsch. **35**, 360 (1970).

[23] Aurich, G.: Zellgebundene Immunmechanismen bei akuten Leukosen, malignen Tumoren und Systemerkrankungen im Kindesalter. Promotion B, Friedrich-Schiller-Universität, Jena (1975).

[24] Thränhardt, H., Milleck, J., Zintl, F., Koppitz, D., Raderecht, C., and Richter, W.: Specificities of heterologous antisera against human leukaemic cells. I. Reactions against leukaemic cells. Folia haem. **105**, 463 (1978).

[25] Pasternak, G.: Der Einfluß heterologer antileukämischer Kaninchenimmunsera auf das Wachstum einer transplantablen Leukämie des XVII/Bln Mäusestammes. Arch. Geschwulstforsch. **39**, 40 (1972).

[26] Milleck, J., and Pasternak, G.: In vitro and in vivo activities of heterologous antisera against mouse leukemias. Medicina (Buenos Aires) **36**, 457 (1976).

[27] Rieche, K., Arndt, A., and Pasternak, G.: Cellular immunity in mammary cancer patients as measured by the leukocyte migration test (LMT). A follow-up study. Int. J. Cancer **17**, 212 (1976).

[28] Field, E. J., and Caspary, E. A.: Lymphocyte sensitization: an in vitro test for cancer? Lancet **2**, 1337 (1970).

[29] Irmscher, J., Fischer, R., Kotzsch, M., Grossmann, H., Heidl, G. und Müller, M.: Zur erweiterten Anwendung des Makrophagen-Elektrophorese-Mobilitäts-Tests (MEM-Test) für die immunologische Tumordiagnostik (immunologisches Tumorprofil). DDR-Med.-Rep. **5**, 889 (1976).

[30] Jenssen, H.-L., Köhler, H., Werner, H., Meyer-Rienecker, H., Seyfarth, M., Büttner, H., Schütt, W., Günther, M., Jenssen, R. und Friemel, H.: Ergebnisse und Stand der Entwicklung eines immunologischen Tumortestes für die Praxis auf der Grundlage der Zell-Elektrophorese-Mobilitäts-Methode. DDR-Med.-Rep. **5**, 876 (1976).

[31] Pasternak, L., Jenssen, H.-L., Köhler, H. and Pasternak, G.: Cross-reactions among

mouse tumors of different etiology as detected by macrophage electrophoretic mobility (MEM) test. Europ. J. Cancer **12**, 389 (1976).
[32] Werner, H., Jenssen, H.-L., Köhler, H., von Broen, B., Pasternak, G., Le Thanh Thuy, Schlott, B. and Pasternak, L.: Cellular sensitization in tumor-bearing mice to soluble extracts from normal and malignant tissues. I. Common and individually distinct antigens as detected by electrophoretic mobility (EM) test. Europ. J. Cancer **14**, 485 (1978).
[33] Herberman, R. B.: Immunologic tests in diagnosis of cancer. Amer. J. Clin. Path. **68**, 688 (1977).

Kolibri 360 GmbH
Ferdinand-Jühlke-Straße 7
99095 Erfurt, Deutschland
produktsicherheit@kolibri360.de